AF503521

DE L'ASEPSIE

ET DE

L'ANTISEPSIE OPÉRATOIRES

Par le Professeur **GROSS**

(Communication à la Société de médecine, séance du 11 janvier 1891.)

Messieurs,

M. Régnier a soulevé devant vous la question de l'*Asepsie* dans les opérations chirurgicales. Il vous a donné lecture d'un mémoire[1] qu'il a présenté sur ce sujet au Congrès international de Berlin et vous a rappelé en même temps la communication du professeur v. Bergmann[2] à ce même congrès.

Je profite de l'occasion qui m'est ainsi offerte pour vous entretenir un instant de ma pratique actuelle dans l'exécution des opérations.

Comme tant d'autres, j'ai peu à peu modifié ma manière d'appliquer la méthode de Lister, et dans ces dernières années, j'ai cherché à substituer autant que possible à l'antisepsie, *l'asepsie chirurgicale*.

1. Régnier, *Traitement antiseptique des blessures de guerre en campagne.* (*Rec. méd. de l'Est*, 1891, p. 33.) Communications à la Société de médecine. (*Rec. méd. de l'Est,* 1891, p. 55 et 89.)
2. Bergmann, *De l'Asepsie substituée à l'antisepsie.* (*Sem. méd.*, 1890, p. 307.

I.

Le principe de la méthode de Lister[1] est dans l'emploi des substances *antiseptiques*, qui doivent annihiler l'action des agents septiques pouvant atteindre, de près ou de loin, une plaie opératoire. Lister avait d'abord recommandé d'opérer sous le spray phéniqué. Celui-ci fut bientôt remplacé par des irrigations continues, ou pour le moins fréquentes, avec les solutions phéniquées à 3 p. 100 ou sublimées à 1 ou $^1/_2$ p. 1000. Les chirurgiens listériens font ces irrigations non seulement avant, mais aussi pendant l'opération sur toute l'étendue des surfaces cruentées et encore sur les régions voisines; certains, les chirurgiens allemands notamment, les emploient à hautes doses et en font un véritable abus au point qu'il a fallu des dispositions spéciales des tables d'opérations, du sol des salles d'opérations pour permettre un écoulement facile des liquides, et même des vêtements spéciaux (chaussures) pour mettre le chirurgien et ses aides à l'abri des masses de solutions antiseptiques employées. Enfin, les irrigations antiseptiques sont faites non seulement pendant l'acte opératoire, mais encore à chaque renouvellement du pansement.

L'usage des solutions antiseptiques présente plusieurs inconvénients : d'abord elles sont toutes plus ou moins toxiques; des accidents d'intoxication ont été observés; ceux-ci ont été le plus souvent légers, mais on en a aussi noté de graves, de mortels même[2]. En second lieu, les substances antiseptiques exercent sur les surfaces traumatiques une action irritante dont les effets, signalés par Lister lui-même, se traduisent par un suintement séro-sanguinolent post-opératoire quelquefois considérable, qui imprègne, traverse rapidement les pièces de pansement et nécessite leur fréquent changement. Dans les opérations sur l'abdomen, les solutions antiseptiques sont inapplicables. Enfin, les solutions antiseptiques présentent un dernier inconvénient: elles sont insuffisantes. Les recherches expérimentales d'Arloing et Cornevin, de Courboulès[3], de Truchot[4] ont montré « qu'aucune

1. Gross, *La Méthode antiseptique de Lister.* (Comm. à la Soc. de méd., 27 mars 1878, 24 juillet 1878.)

2. Bruns, *Des Accidents imputables à l'emploi chirurgical des antiseptiques.* Paris, 1886.

3. Courboulès, *Contribution à l'étude de la nature et de la prophylaxie de la septicémie gangréneuse.* Th. Lyon, 1883.

4. Truchot, *Étude expérimentale sur le virus de la septicémie puerpérale.* Th. Lyon, 1884.

des substances antiseptiques employées ne peut être considérée comme absolue ». On a constaté la présence de microbes dans les solutions antiseptiques, et trop souvent celles-ci sont ce qu'elles ne doivent pas être, à savoir, comme le dit Mazet[1], « un mélange à parties plus ou moins inégales d'eau, de microbes et de substance antiseptique ».

La communication de von Bergmann au Congrès de Berlin montre qu'une réaction s'opère en Allemagne contre l'emploi des antiseptiques. C'est la première fois, je crois, qu'une voix autorisée parmi les chirurgiens d'outre-Rhin parle de la substitution du « procédé aseptique » au « procédé antiseptique » et de « stérilisation de tous les objets qui peuvent être en contact avec l'opérateur, les assistants et le malade subissant l'opération ».

Les chirurgiens français, depuis longtemps, ont cherché le progrès dans cette voie. Il y a de longues années déjà, que Pasteur nous a appris que la chaleur seule pouvait détruire d'une manière certaine les microbes et leurs spores, et que, pour être sûrement aseptique, il ne fallait employer que « des objets préalablement exposés dans un air porté à la température de 130° et 150° et une eau qui avait subi la température de 110° à 120°[2] ». C'est à Pasteur que nous devons tous les travaux sur la stérilisation par la chaleur, c'est à lui que nous devons la tendance qui existe parmi nous depuis plusieurs années déjà, de remplacer autant que possible l'antisepsie par l'*asepsie*.

Au point de vue théorique, la chose est parfaite. Au point de vue pratique, le problème est fort complexe. La solution en dépend, pour chacun de nous, des conditions dans lesquelles nous nous trouvons placés, des ressources dont nous disposons. S'il est du devoir de tout chirurgien de s'efforcer à perfectionner sans cesse sa pratique, celui-ci ne saurait être responsable, toujours et en toutes circonstances, de la manière dont il est quelquefois forcé, bien malgré lui, de s'y prendre pour se rapprocher autant que possible du but cherché.

II.

L'asepsie absolue est impossible ; il faudra toujours l'antisepsie pour un certain nombre de choses ; le plus souvent la

1. Mazet, *Asepsie et antisepsie*. Th. Lyon, 1888, p. 21.
2. Pasteur, *Bull. Ac. méd.*, 1878, p. 432.

méthode sera *mixte*, comme le dit Terrier[1] avec beaucoup de raison.

La première question à examiner est celle du *milieu* dans lequel on est appelé à opérer. Nous savons que les microbes nocifs et leur spores sont répandus partout; ils existent dans l'air et sur tous les objets qui s'y trouvent. Leur proportion toutefois varie; elle sera d'autant plus forte que vous vous trouverez dans un endroit où leur éclosion sera plus facile. Le problème est donc tout d'abord de prendre, pour la salle d'opérations, toutes mesures pour empêcher l'apport, la rétention et l'accumulation de ces microbes. Pour remplir le but, la propreté la plus minutieuse doit déjà exister aux abords de la salle, à plus forte raison dans son intérieur; de plus, celle-ci doit être construite, disposée, aménagée d'après certaines règles bien déterminées aujourd'hui. Je n'ai aucune intention d'entrer dans les détails, permettez-moi seulement de signaler en passant les conditions défectueuses et regrettables dans lesquelles je me trouve placé à l'hôpital civil. Ma salle d'opérations (et celle de mon excellent collègue et ami, M. le doyen Heydenreich, se trouve dans les mêmes conditions) donne dans un vestibule qui sert de salle d'attente pour les élèves et souvent pour les malades; elle renferme des gradins faits en mauvais bois de sapin et établis d'une façon absolument primitive; les dessous de ces gradins servent de dépôt pour toutes sortes d'agrès, balais, torchons, matelas, etc., pour lesquels des locaux spéciaux manquent, et la propreté la plus élémentaire ne s'y obtient qu'avec la plus grande difficulté; les parois de la salle présentent de nombreux reliefs sur lesquels les poussières s'accumulent; dans le sol sont établies deux énormes bouches de chaleur d'un calorifère fonctionnant mal, qui non seulement rendent tout lavage à grande eau impossible, mais par où arrivent sans cesse des quantités énormes de poussières; les tuyaux de descente des lavabos sont munis de syphons défectueux remplissant mal leur but, comme l'indiquent les odeurs fétides qui souvent s'en échappent. Je rappellerai aussi que l'absence à notre hôpital d'un local spécial pour les premiers secours est cause qu'en cas d'accident, des personnes étrangères, porteurs improvisés des blessés venus du dehors, pénètrent dans la salle; celle-ci enfin n'appartient pas

1. Terrier, *De l'Antisepsie et de l'asepsie en chirurgie.* (*Rev. de chir.*, 1890, p. 889.)

à moi seul; elle est désignée par M. le Doyen de la Faculté pour un cours de bandages.

Un mot du mobilier. A l'exception des ovariotomies et hystérectomies pour lesquelles j'utilise la table de Péan, ma table d'opérations me sert indistinctement pour toutes les autres opérations, pour une ostéotomie destinée à redresser un genu valgum ou un tibia rachitique, par exemple, tout aussi bien que pour une amputation en cas de gangrène.

Je me trouve donc loin, comme vous le voyez, de ces installations modèles que l'on rencontre dans la plupart des cliniques de l'étranger et dans un grand nombre de nos hôpitaux nationaux. Pour remédier au plus pressé, je suis en instance auprès de l'administration hospitalière pour obtenir la transformation d'une pièce annexe de ma salle d'opérations en une petite salle pour opérations spéciales sur des sujets non infectés. A deux reprises déjà, il m'a été répondu : *non possumus*.

J'arrive à une deuxième question importante au point de vue de l'asepsie préopératoire, celle des *aides*. Les conditions que ceux-ci doivent remplir sont bien connues, mais sont-elles toujours faciles à obtenir? Pour ce qui est de mes aides habituels, je dois dire qu'ils ont toujours suivi avec le plus grand empressement toutes mes recommandations; mais il se présente parfois pour certains d'entre eux des difficultés dont ils ne sont nullement responsables et qui, au point de vue qui nous occupe, ne laisse que d'avoir une grande importance. Ces aides, le chef de clinique excepté, sont des élèves de 3e et 4e années et de par leurs études se trouvent dans l'obligation de suivre des exercices pratiques, tels que ceux d'anatomie pathologique ou de médecine opératoire. Dès lors, n'est-il pas à craindre que, malgré toute leur attention et toute leur bonne volonté, ils ne puissent être une cause absolument inconsciente de l'apport de quelque principe infectieux dans une salle d'opérations, voire même d'une inoculation nocive, indirecte, je l'accorde, à quelque opéré? Et combien n'ai-je pas été attristé, quand il y a quelques années, il m'a été reproché d'avoir refusé à un aide d'anatomie de prendre une part directe et active dans l'exécution de mes opérations! J'ai la conviction que l'élève distingué auquel je fais allusion et qui aujourd'hui est destiné à faire spécialement de la chirurgie, a compris depuis et m'a pardonné tous les scrupules que j'ai eus à son sujet. Vous comprendrez aussi les raisons pour lesquelles depuis plusieurs années déjà j'ai pris l'habitude de faire mes opérations avant que mes aides aient pénétré dans les salles, c'est-à-dire avant la visite des malades. La raison en est mon grand désir de diminuer autant que possible leur part de responsabilité dans les accidents post-opératoires.

Après le chirurgien et ses aides, le personnel nécessaire aux opérations pratiquées dans une clinique comprend une personne spécialement chargée de la préparation des différents objets indispensables pour la bonne exécution de ces opérations. Il faut quelqu'un chargé du nettoyage des instruments et de tous les objets ayant servi et destinés à resservir pour les opérations ultérieures. Le rôle de ce serviteur de deuxième ligne est considérable, et la grosse difficulté est de trouver une personne présentant les qualités requises pour le remplir. Après plusieurs essais faits avec les sujets que l'administration hospitalière nous envoie sous le nom d'infirmiers, je me suis décidé, depuis l'année dernière, à confier le poste à une infirmière et jusqu'à présent, je n'ai qu'à me louer de la substitution. Trop souvent encore, cette aide est employée dans la salle des femmes, où d'ailleurs elle est obligée de coucher. Mon desideratum est d'avoir pour la salle d'opérations un personnel absolument spécial.

La même observation s'adresse aux sœurs. Jusqu'à présent, chaque malade à opérer est accompagné à la salle d'opérations par la religieuse de la salle à laquelle il appartient. Jusqu'à présent aussi cette même sœur prépare les objets de pansement. Certains de ces derniers ne subissent, il est vrai, aucune manipulation de sa part ; d'autres par contre, les pièces superficielles, ne se trouvent plus dans les mêmes conditions. Si, au point de vue de la surveillance et du contrôle administratif, la présence d'une sœur doit être nécessaire, il serait fortement à désirer que l'administration hospitalière attachât à la salle d'opérations une sœur spéciale, qui ne séjournerait jamais dans les salles de malades.

Que dirai-je enfin des élèves qui suivent une clinique, s'ils ne font qu'assister comme spectateurs aux opérations, s'il leur est formellement interdit de toucher *avant* les opérations à un objet, quel qu'il soit, qui doit être mis en contact médiat ou immédiat avec l'opéré et la plaie opératoire, il n'en est pas moins vrai que par leurs nombreux travaux pratiques indispensables à leurs études, ils peuvent augmenter d'une façon absolument inconsciente la proportion des microbes dans une salle d'opérations. Peut-on dès lors blâmer le chirurgien, s'il fait en petit comité certaines grandes opérations où l'asepsie offre une importance toute spéciale, comme les laparotomies?

Si j'ai cru devoir rappeler toutes ces nombreuses difficultés, c'est pour vous faire comprendre que l'asepsie que j'appellerai *médiate* est impossible et que l'antisepsie reste indispensable dans une salle d'opérations de clinique. Les détails dans lesquels je suis entré montrent que cette antisepsie est, en outre, extrêmement difficile à établir ; dans les conditions où je me trouve, elle reste forcément incomplète.

III.

Après vous avoir signalé les difficultés de l'*asep* et de l'*antisepsie* opératoires *médiates*, j'arrive à une série faits où l'action du chirurgien est plus efficace et plus puissante ; je veux parler de l'asepsie et de l'antisepsie opératoires *immédiates*. Voici la manière dont je procède dans mon service au moment d'exécuter une opération :

1° Le chirurgien et ses aides revêtent des blouses en coutil blanc et des tabliers fraîchement lavés (l'installation nécessaire manque pour stériliser ces objets par la chaleur, mais je fais actuellement des essais pour y arriver). Ils découvrent les avant-bras jusqu'au coude et font de ces régions comme des mains, les lavages réglementaires au savon d'abord, puis avec la solution de sublimé au $\frac{1}{1000}$. Depuis fort longtemps, j'ai renoncé à l'emploi des solutions phéniquées. La toilette des rainures unguéales est spécialement surveillée ; je défends les bagues aux doigts. Pour ce qui me concerne, j'ai l'habitude de faire les lavages de mes mains dans de l'eau passée au filtre Chamberland et bouillie.

2° Le malade a pris un grand bain la veille de l'opération ; au sortir du bain, il doit revêtir du linge frais et des vêtements en coutil fraîchement lavés. Mes recommandations à ce sujet trop souvent encore, sont mal observées, et il arrive que, pour économiser le lavage, on donne le pantalon réglementaire à celui qui doit subir une opération à la face, et on l'oublie quand celle-ci doit avoir lieu sur les régions inférieures du corps. De fait, depuis la sortie du bain jusqu'au moment où le malade est couché sur la table d'opérations, le contact avec des vêtements malpropres est encore chose fréquente, faute d'une organisation convenable. Arrivé à la salle d'opérations, le malade est déshabillé et couché sur la table préalablement recouverte de linge frais. Le corps du malade, la région opératoire exceptée, est recouvert par des alèzes fraîchement lavées et chauffées dans une étuve *ad hoc*. Il serait vivement à désirer que tous les draps puissent être stérilisés. Tout contact avec la classique couverte en laine destinée à recouvrir le malade pour le garantir contre le refroidissement, est soigneusement évité. Pour bon nombre d'opérations, cette couverte est rigoureusement écartée. Si pendant la chloroformisation il faut maintenir le malade, aucune main étrangère, non passée à la solution de sublimé, ne doit arriver en contact direct avec la surface du corps.

3° La région opératoire et son voisinage sont rasés, savonnés, frottés avec des compresses imbibées de la solution de sublimé au $\frac{1}{1000}$; lavés avec cette même solution, puis recouverts avec ces mêmes compresses jusqu'au moment où l'anesthésie, arrivée au degré voulu, permet de commencer l'opération. Depuis quelque temps, j'ai pris l'habitude de faire recouvrir la région opératoire dès la veille et même plusieurs jours à l'avance, avec des compresses imbibées de la solution de sublimé. Immédiatement avant de commencer l'opération, les régions avoisinantes du champ opératoire sont recouvertes de nouvelles compresses trempées dans la solution de sublimé.

A partir de ce moment, mon *modus faciendi* varie selon les *conditions de l'opération*. Il diffère selon qu'il s'agit d'une opération à pratiquer sur des *tissus non infectés* par la suppuration ou autres productions septiques, ou d'une opération à exécuter sur des *tissus infectés* par les microbes générateurs de ces processus morbides. Dans le premier cas, j'opère *aseptiquement;* dans le second, *antiseptiquement*.

A. *Opérations avec asepsie*. — 1° *Instruments*. Les instruments sont stérilisés par la chaleur dans une étuve Mariaud, dans laquelle ils sont exposés pendant 20 minutes ou une demi-heure à une température de 150° à 160°. C'est vous dire qu'il a fallu transformer et remplacer à peu près tout mon arsenal instrumental. Je possède aujourd'hui une instrumentation nouvelle à peu près complète permettant de procéder de la sorte. Les instruments restent dans l'étuve jusqu'au moment de s'en servir; on les en sort dans les plateaux faisant partie de l'appareil, et dans lesquels on verse aussitôt de l'eau stérilisée obtenue par un procédé dont je parlerai un peu plus loin.

2° *Compresses-éponges.* — A la place des éponges, j'emploie depuis 1887, les compresses-éponges dont le modèle m'a été fourni par mon collègue, le docteur S. Pozzi et qui, paraît-il, sont dues à Billroth. Ces compresses-éponges sont préparées avec un morceau de gaze pliée en plusieurs doubles, de manière à former des carrés de 30 centimètres de côté, composées de huit épaisseurs, et ourlées sur les bords. Elles sont d'abord lavées à l'eau chaude, puis pendant une heure au moins, on les fait bouillir dans une solution de sublimé à $\frac{1}{1000}$. Elles restent dans le même récipient et le même liquide jusqu'au moment de l'opération. L'aide spécialement chargé du service des compresses-éponges, les sort du récipient d'ordinaire encore chaudes, les exprime et les place dans de l'eau distillée stérilisée, d'où il les retire en les exprimant une à une au fur et à mesure qu'on en a besoin. L'expérience m'a montré que les compresses-éponges présentent en tous points les avantages que S. Pozzi leur a signalés[1]. Après l'opération, celles qui ont servi sont jetées; leur modique prix de revient permet d'agir de la sorte.

3° *Matériel de ligature et de suture.* — Pour la ligature des vaisseaux, j'emploie le catgut conservé dans une solution alcoolique de sublimé, tel qu'il est fourni par la fabrique des objets de pansement de Montpellier. Le catgut que j'utilise est conservé sur de petites bobines placées dans des flacons à bouchons présentant une disposition spéciale, qui permet de retirer le fil au fur et à mesure des besoins sans nécessiter aucune manipulation. Lorsque j'ai recours au fil de soie, c'est la soie antiseptique trempée dans la solution de sublimé que j'emploie.

Quant aux sutures, je les fais avec le crin de Florence de même provenance et conservé dans le même liquide.

4° *Eau distillée stérilisée.* — Avant de fermer la plaie opératoire, celle-ci est lavée largement à l'*eau distillée stérilisée*. Je dois quelques détails sur le procédé de préparation de cette eau, et les raisons qui m'ont conduit à l'employer.

L'expérience m'avait appris que les solutions antiseptiques telles qu'elles m'étaient fournies, il y a quelques années par la pharmacie de l'hôpital, n'avaient souvent de l'antiseptie que le

1. Pozzi, *Bull. Soc. chir.*, 1887, XIII, p. 576, et *Traité de gynécologie*, p. 25.

nom, et maintes fois j'avais eu la preuve que les lavages faits avec elles, pouvaient provoquer la suppuration d'une plaie opératoire. Pour éviter un aussi regrettable et fâcheux accident, j'ai d'abord installé dans ma salle d'opérations, un système de bougies Chamberland destinées à me fournir de l'eau stérilisée, et un réservoir spécial pour recueillir à l'avance l'eau filtrée nécessaire pour un jour d'opérations. J'eus bientôt une nouvelle déception; le *modus faciendi* était défectueux, et d'abondantes végétations de toutes sortes se reproduisaient sans cesse dans mon réservoir. Les recherches de Tripier ont démontré d'ailleurs que les bougies Chamberland laissent souvent passer des micro-organismes, et que la stérilisation par leur intermédiaire n'est pas chose sûre. Ayant eu connaissance alors des observations de Terrillon[1] sur les avantages que présente, après certaines laparotomies, le lavage du péritoine avec de l'eau stérilisée par ébullition, j'ai cherché une installation pratique convenable pour avoir de l'eau filtrée et bouillie. Des difficultés de tous genres se présentèrent. Pour recueillir l'eau filtrée par les bougies Chamberland, la faire bouillir, la prendre à mesure des besoins dans le récipient où elle avait bouilli, une série de transvasements et de manipulations devenaient inévitables, et le liquide perdait de la sorte, en grande partie, les avantages cherchés. J'eus alors l'idée d'employer l'eau distillée, et je fis part à M. Gault, pharmacien à Nancy et fournisseur de la pharmacie de l'hôpital, de l'usage que je comptais en faire. M. Gault me promit de me fournir une eau distillée stérilisée.

Voici la note que M. Gault m'a très obligeamment remise sur le procédé spécial de préparation qu'il emploie : « Je distille, dit-il, l'eau avec du permanganate de potasse; les premières portions qui passent à la distillation sont rejetées. L'eau ainsi obtenue est portée à la température de 100° et introduite aussitôt dans des bouteilles d'un litre de capacité, spécialement préparées dans ce but. A cet effet, je me sers de bouteilles en verre clair qui sont passées à l'acide sulfurique concentré, puis à l'eau distillée froide, et enfin à l'eau distillée stérilisée chaude. Les bouteilles remplies jusqu'à la bague sont bouchées avec des lièges soumis préalablement à l'action de la vapeur d'eau à 100°, en suivant alors les enseignements de la méthode d'Appert. »

1. TERRILLON, *Leçons de clinique chirurgicale,* 1889, p. 131.

L'eau distillée stérilisée telle qu'elle est préparée par M. Gault, remplit les conditions voulues. A plusieurs reprises, je l'ai fait analyser au point de vue bactériologique par le Dr Haushalter. Les expériences faites par notre habile et dévoué chef du laboratoire bactériologique clinique sont toujours restées négatives.

La première bouteille d'eau distillée stérilisée m'a été fournie par M. Gault en novembre 1888. Depuis lors, cette eau est employée couramment dans mon service et j'ai eu la satisfaction de voir successivement tous mes collègues en chirurgie en adopter l'usage. L'eau distillée stérilisée est livrée par M. Gault dans des bouteilles cachetées, que l'on chauffe au bain-marie; et je ne les ouvre qu'au moment de m'en servir.

Lorsqu'une opération sur des tissus non infectés avec instruments stérilisés à l'étuve, compresses-éponges bouillies, est terminée, que l'hémostase est assurée moyennant des ligatures au catgut, la plaie opératoire est largement lavée à l'eau distillée stérilisée. Je verse successivement le contenu d'une ou de plusieurs bouteilles sur la plaie et son voisinage. Évitant ensuite soigneusement tout nouveau contact avec les surfaces cruentées, je pratique la suture au crin de Florence avec l'aiguille de Reverdin.

5° *Drainage.* — J'ai exposé ailleurs[1] les raisons pour lesquelles, par principe, je n'emploie plus le drainage dans les opérations pratiquées dans les conditions que je viens d'énumérer; si, par exception, quelque circonstance spéciale me force à y avoir recours, je l'établis non pas avec un tube de caoutchouc, mais avec un faisceau de crins de Florence.

B. *Opérations avec antisepsie.* — Les conditions ne sont plus les mêmes lorsqu'une opération est pratiquée dans des tissus qui suppurent, à plus forte raison dans des tissus frappés de gangrène. L'ennemi est aussi dans la place. Les doigts du chirurgien et tout instrument aseptique mis en contact avec ces tissus sont aussitôt infectés; de plus, chaque contact avec les surfaces cruentées, peut être cause d'une inoculation nouvelle. On conçoit aisément que, dans de pareilles conditions, l'asepsie ne saurait exister; il faut avoir recours à l'*antisepsie.*

Il est des cas pourtant où, lors même que le chirurgien rencontre du pus dans le cours d'une opération, celle-ci peut être

1. GROSS, *De la Suppression du drainage après la réunion des plaies opératoires.* (*Sem. méd.*, 1890, n° 25.)

conduite aseptiquement. Voici comment il convient de procéder : Toutes choses égales d'ailleurs, aussitôt que je rencontre le pus, je lave à l'eau distillée stérilisée abondamment, jusqu'à ce que tout le pus soit enlevé et que la plaie opératoire paraisse absolument propre. Alors seulement l'opération est continuée ; pendant son exécution, plusieurs lavages sont nécessaires; un dernier lavage est fait avant l'application des sutures. La preuve que l'on peut être *aseptique* à ces conditions, c'est que bon nombre de fois déjà, j'ai extirpé des ganglions suppurés, par exemple, et obtenu la réunion par première intention totale de la plaie opératoire sans employer ni drainage, ni antiseptique. Tout récemment encore, j'ai pratiqué l'ablation d'une volumineuse tumeur adénopathique suppurée de l'aisselle, consécutive à un épithélioma du dos de la main, et sans employer de solution antiseptique, sans avoir recours au drainage, la réunion *per primam* a réussi sans le moindre incident. Je pourrais encore citer ici plusieurs laparotomies où des kystes ovariques suppurés se sont rompus pendant l'extirpation et où par conséquent une surface plus ou moins étendue de la séreuse péritonéale s'est trouvée infectée par le liquide purulent pendant l'opération et où, grâce au lavage du péritoine à l'eau distillée stérilisée, la guérison a suivi une marche absolument régulière et n'a été troublée par aucun accident septique.

Il n'en est pas toujours ainsi et dans la grande majorité des opérations pratiquées sur des tissus *infectés* par la suppuration, il faut l'*antisepsie*. Voici alors le *modus faciendi :*

1° *Instruments.* — Les instruments, qui forcément sont infectés au fur et à mesure de leur emploi et de leur contact avec la plaie opératoire, sont plongés, avant et pendant l'opération, dans une solution phéniquée à 2 et 5 p. 100, selon les cas.

2° *Éponges.* — Au lieu des compresses-éponges précédemment décrites, j'emploie ou des compresses de gaze trempées dans la solution de sublimé à $\frac{1}{1000}$, ou des éponges préparées d'après le procédé Terrier et conservées en série dans cette même solution à ma clinique.

3° Le matériel pour la *ligature* des vaisseaux et la *suture* reste le même que pour les opérations aseptiques.

4° Un lavage de la plaie opératoire avant sa fermeture est fait avec la solution de sublimé à 1 p. 1000, ou seulement 0,50 p. 1000, selon l'étendue de la plaie et par conséquent de la surface capable d'absorber le liquide toxique.

5° Le *drainage* est de rigueur. En général, je l'établis à l'aide d'une tresse de crins de Florence; par exception seulement, avec des tubes de caoutchouc conservés dans une solution de sublimé.

IV.

J'arrive au *pansement*. Les objets que j'emploie à cet effet sont la gaze iodoformée et salolée, le coton hydrophile et salicylé, l'ouate blanche en feuilles et des bandes de linon blanc ou tarlatane trempées dans l'eau tiède. J'utilise ces objets tels qu'ils sont fournis à l'hôpital, les premiers par la fabrique des objets de pansement de Montpellier, les derniers par le commerce. Les paquets de gaze iodoformée ou salolée, ceux de coton hydrophile ou salicylé sont conservés dans des boîtes spéciales placées à la salle d'opérations, d'où ils ne sont retirés pour être ouverts par un de mes aides qu'au moment où leur contenu doit servir. Les paquets entamés ne servent plus pour des premiers pansements après opérations; ils sont réservés à d'autres usages.

J'avoue que sous le rapport du pansement, j'ai un progrès à accomplir. M. Régnier vient de m'en donner une nouvelle preuve en démontrant toute la sécurité que peut donner un pansement effectué avec un objet stérilisé par la chaleur. Il a réussi à obtenir l'asepsie postopératoire avec un des objets les plus décriés, avec la charpie, mais la charpie *stérilisée*. Avec la grande majorité des chirurgiens, j'ai rejeté, et depuis longtemps, la charpie, comme un produit absolument impropre pour les pansements, mais ma condamnation[1] a reposé, non pas sur la nature de l'objet, mais sur les qualités absolument septiques que présentait la charpie, telle qu'elle a existé dans la plupart des hôpitaux, entre autres ceux de Nancy au moment de mon arrivée ici. En annihilant par la chaleur les propriétés nocives de la charpie, celle-ci devenue aseptique peut être utilisée aussi bien que tout autre objet de pansement ayant été soumis à la même préparation. Les expériences et les résultats cliniques de M. Régnier le démontrent à l'évidence et offrent, au point de vue de la question, une grande importance.

A mon grand regret, je ne possède pas l'outillage nécessaire pour stériliser mes objets de pansement. Je m'occupe actuellement de la question et fais des essais dans ce sens avec l'auto-

1. Gross, *la Méthode antiseptique*, 1879, p. 100.

clave de Chamberland. Il faudrait, pour arriver facilement au but, l'étuve spéciale de Geneste et Herscher ou celle de Rietschel et Henneberg employée par v. Bergmann; les appareils auxquels je donnerais volontiers la préférence sont ceux de Tripier, de Lyon[1]. En attendant que la Commission des Hospices me permette de réaliser ce grand progrès, voici ma pratique actuelle en ce qui concerne les pansements.

Après les opérations avec asepsie, je couvre la ligne des sutures avec une couche de gaze iodoformée et par-dessus de coton hydrophile, quelquefois encore de gaze au sublimé chiffonnée. Lorsque j'emploie cette dernière, ce n'est pas à cause de la proportion de sublimé qu'elle contient, mais uniquement parce qu'elle m'est fournie en paquets enveloppés dans un papier-parchemin imperméable et qu'elle constitue ainsi un objet n'ayant subi aucune manipulation ni aucun contact de la part du personnel du service, avant d'être employée. La dernière partie du pansement se compose de lames d'ouate du commerce; des bandes de tarlatane mouillées assujettissent le tout. M. Régnier me pardonnera si, malgré ses beaux succès, je conserve mes préférences pour le coton et l'ouate. Ceux-ci sont plus doux, plus homogènes, plus élastiques que la charpie, et j'ai démontré ailleurs[2] combien il importe que le premier pansement après une opération aseptique puisse donner une compression régulière, uniforme et élastique. J'estime que le coton et l'ouate remplissent cette indication mieux que la charpie.

Le pansement tel que je le pratique, n'est pas aseptique, je le reconnais, mais, s'il ne présente pas cette qualité d'une façon absolue, il offre pour le moins un minimum de septicité et une garantie fort convenable. Dans la plupart des cas, il s'est montré suffisant, grâce à la précaution que je prends de réduire au strict nécessaire les manipulations des objets de pansement. Je refuse impitoyablement pour un premier pansement tout paquet de gaze iodoformée ou de coton qui a été ouvert, à plus forte raison entamé avant le moment de m'en servir.

Si le premier pansement tel que je l'établis, n'offre qu'une asepsie relative, je mets tous mes soins à ce qu'il conserve ses qualités aussi longtemps que possible, et jusqu'à la guérison; je veille tout particulièrement à ce que la région qu'il doit garantir,

1. Tripier, *Lyon médic.*, t. XII, 1887, et Mazet, *loc. cit.*, p. 62.
2. Gross, *Sem. méd.*, 1890, p. 205.

conserve le degré d'asepsie qu'il présente immédiatement après l'opération et j'apporte le plus grand soin à éviter toute *inoculation septique postopératoire.*

Je ne fais point allusion ici aux souillures grossières qu'un pansement peut subir par les boissons, les aliments, l'urine, les matières fécales; mais plus spécialement à l'altération des liquides provenant de la blessure opératoire et aux inoculations septiques dont le chirurgien devient responsable par l'ouverture du pansement et les soins consécutifs qu'il donne à cette blessure. Je m'explique.

Si un pansement est rapidement traversé par les liquides, sang ou sérosité, qui suintent de la plaie après l'opération, il est évident que l'altération de ces liquides s'opérera de proche en proche depuis les couches superficielles du pansement qui sont exposées à l'air nosocomial jusqu'à la ligne de suture de la plaie opératoire. La suppuration sera certaine. Dans ces conditions, le pansement aseptique est insuffisant; le pansement antiseptique vaut mieux.

Pour qu'un pansement puisse être aseptique, la condition *sine quâ non* est donc qu'il n'y ait pas d'écoulement de liquides: pour cela, il importe de faire une hémostase opératoire sévère, et de prendre toutes mesures pour qu'il n'y ait pas de suintement postopératoire. De l'avis de tous les chirurgiens, celui-ci est beaucoup moindre si on s'abstient de faire usage des antiseptiques. Après les opérations où ceux-ci ne peuvent être évités, il sera préférable d'avoir recours au pansement antiseptique.

Mais, supposons que les conditions de l'asepsie opératoire soient remplies, et que le pansement ait été appliqué comme il vient d'être dit. Le degré d'asepsie obtenu sera assuré au moins aussi longtemps que le pansement restera en place; il ne risquera d'être diminué ou perdu qu'au moment où celui-ci sera ouvert pour une raison ou pour une autre, pour enlever soit un drain, soit un point de suture. A ce moment, il est indispensable de prendre à nouveau toutes les précautions qui ont été prises pendant l'opération et lors de l'application du premier pansement. Si les précautions voulues peuvent bien être remplies lorsque le pansement est renouvelé et refait avec autant de soin que la première fois, dans la salle d'opérations, il est loin d'en être ainsi lorsque le changement a lieu dans la salle des malades, comme on le fait le plus souvent. Il y a fort longtemps que j'ai reconnu les inconvénients, les dangers même, qu'il y a d'opérer de la sorte; dans les conditions actuelles de nos services hospitaliers, il est presque impossible, pour le moins extrêmement difficile d'obtenir une antisepsie, à plus forte raison une asepsie convenable dans les salles. Certes, je me trouve bien à l'abri des accidents infectieux graves, tels qu'érysipèle, phlegmon diffus, septicémie, qui ne doivent plus exister dans un service chirurgical bien tenu. Si quelque malade est encore reçu de temps à autre, atteint de l'un ou de l'autre de ces accidents, il est aussitôt évacué au service des contagieux; mais il est dans nos services un accident contagieux dont jusqu'à présent nous ne sommes pas encore les maîtres; c'est la *suppuration*. Celle-ci est endémique dans nos services. L'air de nos salles est saturé de microbes pyogènes; les objets qui s'y trouvent en sont imprégnés. On peut dire que l'ennemi guette sans cesse nos réunions et nos opérés. De ce fait, les risques sont considérables, et toutes les fois que, dans une de nos salles, une plaie, quelque petite qu'elle soit, se trouve exposée à l'air, ou qu'un objet quelconque qui séjourne ou a séjourné dans nos salles, se trouve mis en contact avec une plaie, l'inoculation est à craindre et à peu près certaine. J'ai souvent fait la triste expérience de voir une réunion en apparence des mieux réussies, présenter des accidents de suppuration à partir du jour où le pansement a été ouvert et renouvelé. Tantôt c'était le trajet d'un drain qui servait de porte d'entrée à l'inoculation et devenait le point de départ de la suppuration; tantôt c'était au niveau d'un point de suture que l'inflammation suppurative apparaissait. Ces accidents, le plus souvent légers, n'en sont pas moins regrettables; leur moindre inconvénient est pour le moins de prolonger, quelquefois d'une façon notable, la durée de la guérison. Leur unique raison doit être cherchée dans une inoculation pyogène *postopératoire*. La première inoculation faite, des inoculations successives se feront de proche en proche, sous le pansement, à toutes les parties vulnérables voisines : d'un point de suture à l'autre et peu à peu, l'un après l'autre, les trajets des fils se mettront tous à suppurer; si on n'y prend garde, une partie plus ou moins importante, la totalité même de la plaie pourraient ainsi se désunir. Dans les opérations bilatérales, telles que celles d'hydrocèle double, de hernie double, les inoculations peuvent se faire d'un côté à l'autre.

Pour éviter ces accidents, un premier moyen se présente :

faire tous les pansements à la salle d'opérations. Ne pouvant me procurer, à l'hôpital, les appareils nécessaires pour transporter successivement et rapidement les opérés à panser, de leur lit à la salle d'opérations, puis de nouveau de celle-ci dans leur lit, j'ai cherché un moyen indirect pour empêcher autant que possible les inoculations postopératoires, et c'est ainsi que j'ai été conduit à réduire au minimum le nombre des pansements, en supprimant le drainage.

L'asepsie m'a donné le moyen d'agir de la sorte, et je dois dire que dans la grande majorité des cas, je n'ai eu, jusqu'à ce jour, qu'à me louer de ma manière de faire[1]. Les risques d'inoculation postopératoire ont été notablement réduits de par ce fait. Avec la réunion totale d'une plaie opératoire et la suppression du drainage, la nécessité de changer le pansement et de toucher à une région opérée se trouve réduite à sa plus simple expression, et ne se présente plus qu'au moment où il s'agit d'enlever les sutures. Me servant exclusivement du crin de Florence pour la réunion des plaies, je réduis à son minimum l'irritation que les substances employées pour opérer les sutures peuvent produire en tant que corps étrangers; celles-ci peuvent rester en place pendant fort longtemps et permettent de retarder la levée du pansement jusqu'au moment où la cicatrisation sera solidement établie. L'enlèvement des sutures peut ainsi coïncider avec la suppression définitive de tout pansement.

Pour plus de sécurité cependant, j'ai soin, après l'enlèvement des sutures, de saupoudrer la région avec de la poudre d'iodoforme ou de salol, et de réappliquer un simple pansement de protection que je crois indispensable chez nos malades à l'hôpital, pour éviter tout grattage, tout contact avec la literie et les vêtements qui sont loin de présenter toujours les conditions de propreté suffisantes.

Depuis que j'ai adopté la ligne de conduite que je viens de décrire, j'ai vu diminuer dans une proportion très notable et même disparaître complètement les accidents de suppuration consécutifs aux opérations aseptiques.

Reste à décrire le pansement des plaies opératoires traitées antiseptiquement. Celui-ci à son tour doit être antiseptique; il se pratique dans mon service avec la gaze iodoformée et le coton

1. Gross, *loc. cit.* (*Sem. méd.*, 1890, n° 25.)

salicylé; ses couches superficielles sont les mêmes que dans le pansement après les opérations aseptiques. Le drainage est de rigueur, je le pratique avec un faisceau de crins de Florence. J'ai déjà dit que le nombre des opérations pratiquées antiseptiquement et exigeant par conséquent le pansement antiseptique a diminué à mesure que j'ai pu perfectionner mon asepsie. Je réussis de plus en plus à transformer les opérations avec antisepsie en opérations avec asepsie et je suis certain, pour ma part, que le jour où je pourrai appliquer plus largement la stérilisation par la chaleur des pièces de pansement et de tous les autres objets destinés à être mis en contact immédiat ou médiat avec les plaies opératoires, la proportion des opérations avec asepsie augmentera encore.

J'ai la conviction, en effet, que si l'asepsie telle que je suis à même de la pratiquer aujourd'hui, suffit pour bon nombre de cas, elle est insuffisante lorsque les opérés sont des sujets plus particulièrement vulnérables, tels que les scrofuleux et les tuberculeux. Si chez de pareils sujets des plaies opératoires suppurent, je ne crois pas devoir toujours en attribuer la cause à une auto-infection, la suppuration doit bien souvent être le résultat d'une inoculation opératoire, mais celle-ci réussit plus facilement parce que le terrain est plus propice. Il est donc nécessaire de perfectionner, par tous les moyens, l'asepsie opératoire.

Le pansement antiseptique d'une plaie consécutive a une opération antiseptique pratiquée sur des tissus infectés, avec réunion et drainage, est forcément renouvelé un certain nombre de fois. Je ne le lève pourtant que quand cela est absolument nécessaire, dans la crainte d'ajouter quelque nouvelle inoculation, comme aussi de m'infecter ou de laisser infecter mon personnel et de risquer de faire d'autres inoculations avec les germes provenant du pansement enlevé; d'autres raisons encore m'ont porté à changer aussi rarement que possible le pansement d'une plaie opératoire et m'ont rendu grand partisan du pansement rare. J'avoue que je m'éloigne de la sorte de la pratique de Lister et que ma méthode de pansement se rapproche, dans certains cas, beaucoup plus de celle d'Alphonse Guérin. Mais je ne veux pas m'étendre sur cette question, qui prêterait à des développements trop longs et me sortirait du cadre que je me suis tracé pour cette communication.

V.

Mes conclusions sont les suivantes :

1° La méthode que je suis dans mes opérations est *mixte*.

2° L'*antisepsie* est indispensable avant les opérations et encore pendant pour un certain nombre de choses.

3° Quant aux opérations mêmes, elles sont pratiquées les unes avec *asepsie*, les autres avec *antisepsie*.

4° Pour les opérations avec *asepsie*, j'insiste sur les grands avantages de l'eau distillée stérilisée et de la suppression du drainage. A cette dernière condition, on peut réaliser ce grand progrès : la guérison d'une plaie opératoire sans un seul pansement. L'unique danger réside dans la possibilité des inoculations postopératoires. Pour les éviter d'une manière absolue, il faudrait isoler les malades qui suppurent de ceux qui ne suppurent pas, ou au moins avoir un local spécial et un matériel spécial pour opérer et panser les uns et les autres.

5° Quant aux opérations avec *antisepsie*, je suis convaincu, pour ma part, que leur nombre diminuera le jour où je posséderai une installation plus conforme aux exigences actuelles de la chirurgie.

Nancy, imprimerie Berger-Levrault et Cie.

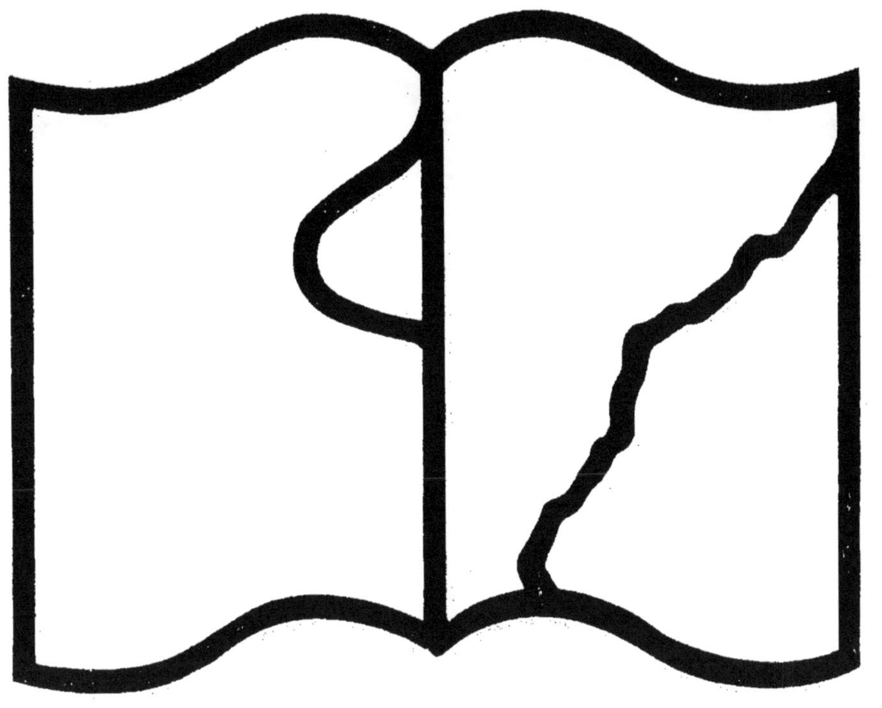

Texte détérioré — reliure défectueuse

NF Z 43-120-11

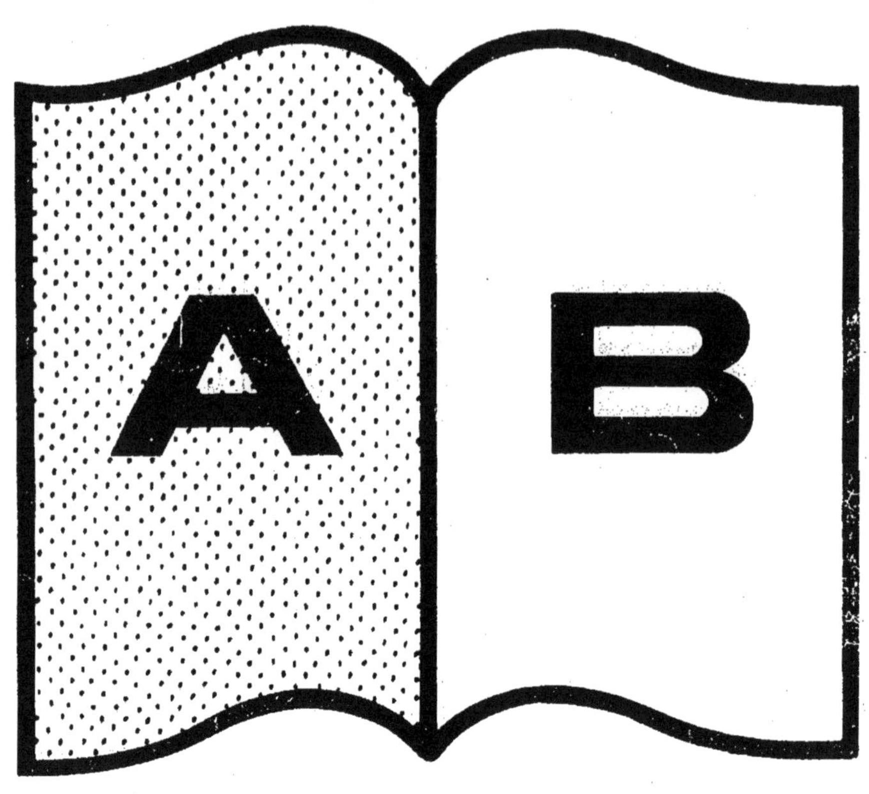

Contraste insuffisant

NF Z 43-120-14

www.ingramcontent.com/pod-product-compliance
Ingram Content Group UK Ltd.
Pitfield, Milton Keynes, MK11 3LW, UK
UKHW021153230726
13926UKWH00001B/88